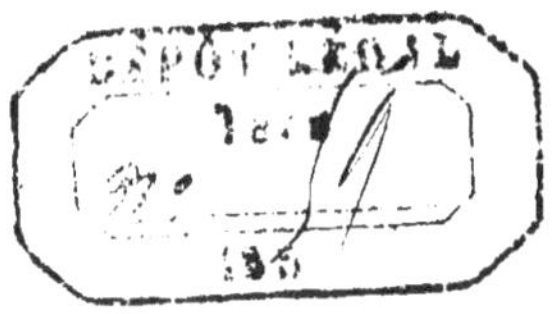

ÉTUDE

SUR LES

PROPRIÉTÉS THÉRAPEUTIQUES

DE

L'EAU DE TRÉBAS

PAR

Le Docteur J. MALPHETTES

Ancien Interne des Hôpitaux,
Lauréat de la Faculté, de la Société de Médecine et de Chirurgie,
de l'Académie des Sciences de Toulouse.

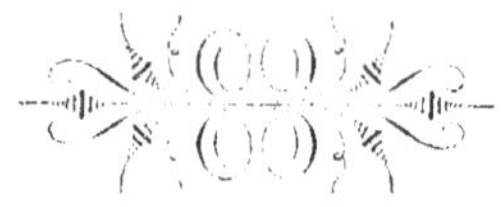

ALBI
IMPRIMERIE HENRI AMALRIC
1892

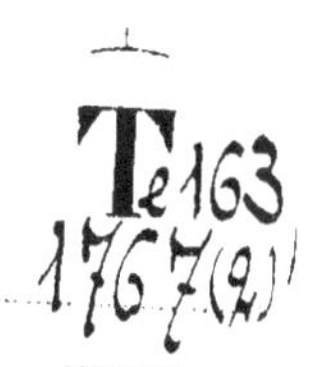

ÉTUDE

SUR LES

PROPRIÉTÉS THÉRAPEUTIQUES

DE

L'EAU DE TRÉBAS

PAR

LE DOCTEUR J. MALPHETTES

Ancien Interne des Hôpitaux,
Lauréat de la Faculté, de la Société de Médecine et de Chirurgie,
de l'Académie des Sciences de Toulouse.

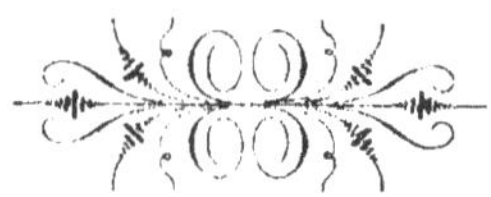

ALBI
IMPRIMERIE HENRI AMALRIC
1892

ÉTUDE

SUR

L'EAU DE TRÉBAS

(TARN)

Les eaux minérales de Trébas appartiennent à une classe particulière digne d'appeler l'attention des médecins, des chimistes et des hydrologues. Ce sont, en effet, des eaux *carbonatées sodiques, cuivreuses* et *ferrugineuses*. La présence du cuivre dans leur minéralisation leur donne un cachet spécial, puisque, en France, nous ne connaissons que deux sources qui présentent cet élément : Balaruc, près Cette, et Saint-Christau, dans les Basses-Pyrénées. Or, le cuivre, banni en quelque sorte de la thérapeutique, tend à reprendre de nos jours un nouveau crédit. Le médecin n'a-t-il pas maintes fois l'occasion d'employer le sulfate de cuivre, par exemple, pour éveiller dans les tissus chroniquement enflammés une vitalité qui leur fait reprendre leur éclat et leur fonctionnement normaux ? L'action cathérétique de ce sel, surtout dans les conjonctivites, n'est-elle pas reconnue et admise ? N'a-t-on pas dit que les Malais guérissaient les ulcères des jambes en les recouvrant tout simplement d'une plaque de cuivre? N'est-il pas écrit dans nos archives médicales que les préparations cupriques peuvent et doivent être conseillées dans l'herpétisme, le cancer, la tuberculose, l'aménorrhée, l'asthme et les bronchites chroniques?

Le cuivre, dit Dujardin-Beaumetz, est un corps moins toxique qu'on ne le croyait il y a peu encore, et son usage peut rendre des services à la thérapeutique dans certains cas, tels que conjonctivites et plaies ulcéreuses ou atoniques diverses, tic douloureux de la face, accidents nerveux et flux leucorrhéiques.

Les eaux de Trébas, de Balaruc et de Saint-Christau ont depuis des siècles fait leurs preuves dans un grand nombre d'affections, notamment dans les maladies de la peau. Malgré la notable proportion de cuivre que la source des Arceaux (Saint-Christau) renferme, les baigneurs ne craignent pas de se rendre à cette station, dont les eaux administrées *intus* et *extra* produisent d'excellents effets.

L'action salutaire des eaux de Trébas, qui sourdent d'une roche formée de schistes, de pyrites martiales, de quartz cristallisés, de silice pure, se trouve admirablement secondée par la situation géographique de cette station déjà bien ancienne, par le degré moyen de son altitude (222 mètres), sa température douce et uniforme, la salubrité de l'atmosphère si bien purifiée par les émanations des bois et de la luxuriante végétation de la vallée qui se déroule comme un pittoresque verger.

Trois sources: la *source Saint-Roch*, la *source Assié* et la *source Sainte-Marie*, fournissent les eaux minérales de Trébas.

Les deux premières sont carbonatées sodiques et cuivreuses; la troisième, tout en ayant les mêmes principes, est particulièrement ferrugineuse (analyse du 25 mars 1891 faite par notre distingué confrère et ami, le Dr Denigés, professeur agrégé à la Faculté de médecine de Bordeaux).

Source Saint-Roch	
Eau... 1.000 gr.	
Carbonate de chaux	0.0750
Carbonate de soude........	0.0250
Carbonate de magnésie....	0.0020
Carbonate ferreux.........	0.0008
Carbonate de cuivre	0.0042
Chlorure de sodium	0.0290
Sulfate de soude..........	0.1200
Silicate de soude..........	0.0048
Matières volatiles au rouge.	0.0412
Lithine.............	traces
	0.3020
Acide carbonique........	0.285

Source Assié	
Eau... 1.000 gr.	
Carbonate de chaux	0.1350
Carbonate de soude	0.1210
Carbonate de magnésie.....	0.0028
Carbonate de fer..........	0.0035
Carbonate de cuivre	traces
Chlorure de sodium........	0.0220
Sulfate de soude..........	0.1600
Silicate de soude..........	0.0056
Matières volatiles au rouge.	0.0360
Lithine.	traces
	0.4859
Acide carbonique........	0.425

Source Sainte-Marie	
Eau... 1 000 gr.	
Carbonate de chaux	0.1040
Carbonate de soude........	0.0420
Carbonate de magnésie....	0.0020
Carbonate ferreux.........	0.0009
Chlorure de sodium........	0.0200
Sulfate de soude	0.0560
Silicate de soude..........	0.0031
Matières volatiles au rouge.	0.0270
Lithine	traces
	0.2650
Acide carbonique........	0.250

DENIGÈS (1891).

Les parois des puisards présentent une particularité remarquable ; ils se trouvent tapissés à certains endroits d'incrustations *d'une belle teinte verte,* membranoïdes, épaisses, onctueuses au toucher. Les éponges elles-mêmes qui servent pour le service des baignoires présentent aussi la même teinte verte au bout de quelques jours d'usage.

Le réservoir de la source Assié est plus particulièrement incrusté d'un enduit *jaune brun.*

Ces dépôts, qui semblent se rapprocher des *conferves* que l'on retrouve dans les eaux de Bourbonne-les-Bains et de Bourbon-l'Archambault, ont été analysés par M. Denigès, au mois de mai dernier. Voici le résultat de son analyse :

EXAMEN DES MATIÈRES VERTES

« Carbonate et silicate de cuivre	11.80 0/0
« Fer et alumine	19
« Silice	55
« Matières organiques	6
« Humidité	4,20

EXAMEN DES MATIÈRES JAUNE BRUN

« Traces de cuivre.

« Fer et alumine	42 0/0
« Silice	48
« Matières organiques	4.50
« Humidité	5.50

« Les eaux Saint-Roch doivent en grande partie leurs propriétés au cuivre qu'elles renferment surtout à l'état de bicarbonate et qui, se dissociant au contact de l'air en carbonate basique insoluble, donne la teinte verte constatée. » — DENIGÈS.

Action physiologique.

Les eaux de Trébas sont diurétiques, diaphorétiques, laxatives, purgatives, toniques et reconstituantes. Prises à l'intérieur, elles produisent une sensation de chaleur au creux épigastrique. Au début, et à petite dose, elles occasionnent de la constipation, mais celle-ci ne tarde pas à faire place à de la diarrhée suivant l'ingestion d'une plus ou moins grande quantité de liquide. Les fonctions digestives sont alors excitées, l'appétit augmente, la digestion devient plus facile, la sécrétion urinaire se trouve légèrement augmentée.

A la dose d'un verre, l'eau de Trébas est tonique fondante. Deux verres produisent déjà des effets laxatifs et légèrement diurétiques, sans douleur, sans fatigue. Un litre, pris le matin à jeun par verres distants d'un quart d'heure, produit une purgation véritable.

Administrées en bains, ces eaux provoquent une sensation agréable de chaleur et un sentiment de bien-être dans tout le corps. C'est dans la médication externe que se trouvent leurs principales applications (bains, douches d'eau et de vapeur générales et locales, gargarismes, injections, fomentations, etc.).

Les bains, d'une durée de 45 minutes, sont administrés à la température moyenne de 32 degrés centigrades. La chaleur des douches est variable suivant les sujets et les effets que se propose d'obtenir le médecin.

Propriétés thérapeutiques.

Maladies de la peau. — Les eaux de Trébas, *intus* et *extra*, ont depuis plus d'un demi-siècle fait leurs preuves dans les affections cutanées. La sensation de douceur et d'onctuosité que les malades éprouvent dans le bain indique que c'est de ce côté que s'adresse principalement la spécialité thérapeutique de ces eaux. L'action résolutive et détersive s'exerce en effet dans les dartres sèches, psoriasis, pityriasis, prurigo, etc., ainsi que dans les dermatoses humides, eczéma, ecthyma, acné, rupia, dans le lupus et les nombreuses variétés d'ulcères simples ou variqueux. Un nombre considérable d'eczémateux et d'ulcéreux ont été déjà guéris ou soulagés à Trébas, ce qui démontre la prédilection de ces eaux pour tout ce qui touche à l'arthritisme.

Maladies des femmes. — Trébas s'adresse également à certains engorgements de la matrice, aux catarrhes chroniques, aux érosions, ulcérations et granulations du col, aux métrites, à la leucorrhée, surtou chez les femmes lymphatiques.

Rhumatismes. — Les rhumatisants susceptibles d'une cure à Trébas sont ceux atteints de rhumatisme articulaire chronique, de rhumatisme noueux, de rhumatisme viscéral, de rhumatisme musculaire et névralgique et, en première ligne, la sciatique.

Nous n'avons pas la prétention de signaler l'eau de Trébas comme une panacée contre la goutte, maladie dont les manifestations sont si variées ; mais la parenté qui unit la goutte au rhumatisme d'une part, et d'autre part certaines observations cliniques démontrent qu'administrées avec intelligence, ces eaux agissent très favorablement en rendant les accès moins fréquents, plus faibles et moins durables.

— A Saint-Christau, M. Tillot dit avoir obtenu d'excellents résultats par l'application des douches d'eau pulvérisée dans la blépharite, la conjonctivite et la kératite, dans la laryngite et l'angine granuleuse, ainsi que dans le traitement de la surdité provenant de l'obstruction de la trompe d'Eustache.

A Trébas, on peut également retirer de la médication combinée des *eaux ferro-cuivreuses* des effets très salutaires dans ces mêmes manifestations chroniques. Nous avons pu constater nous-même l'année dernière, dans un voyage que nous fîmes à Trébas, au mois d'août, les bons effets des eaux chez plusieurs malades atteints d'angine et de laryngite chroniques.

— Grâce à leurs propriétés sédatives et reconstituantes, les eaux réussissent encore à améliorer ou à guérir certaines affections générales, telles que l'anémie, la chlorose, la faiblesse générale et certaines névroses.

Contre-indications. — L'eau de Trébas est contre-indiquée chez les pléthoriques, chez tous les sujets présentant une tendance aux congestions pulmonaires ou cérébrales, chez ceux qui sont porteurs d'une maladie du cœur ou des gros vaisseaux.

— Dans les cas de bronchites chroniques, d'asthme, voire même de tuberculose, nous pensons qu'on pourrait obtenir de bons effets par la médication des eaux de Trébas. Les sels de cuivre n'ont-ils pas été mis en usage et de nombreux médecins n'ont-ils pas consacré leur efficacité dans la diphtérie et les affections des voies respiratoires? Burton et Missaux expliquent qu'ils agissent dans la diphtérie en détachant et en prévenant la répullulation des fausses membranes. Le cuivre s'éliminant par les muqueuses respiratoires doit sans doute modifier la vitalité de celles-ci, comme il modifie la conjonctive par ses applications sur cette membrane enflammée.

Quoi qu'il en soit des explications, Missaux, West, Hônerkopf ont employé le sulfate de cuivre dans le cas de croup et d'angine couenneuse et disent avoir obtenu des résultats merveilleux ; Gubler l'a employé dans l'asthme ; Sauer, de Pesth, dans la bronchite fibrineuse ; Barallier, de Toulon, dans le catarrhe bronchique chronique. Swédiaur, Seuter Margat, Aider et surtout Simmons ont vanté les préparations de cuivre dans les affections tuberculeuses. Les pilules de Swédiaur ont eu une vogue qui n'est pas encore éteinte en Angleterre et en Amérique. Les docteurs Levi et Barduzzi ont vu les sécrétions purulentes de leurs phtisiques avantageusement modifiées par les pilules au sulfate de cuivre (0,03 à 0,07 par jour) et les sujets reprendre leur embonpoint.

Pourquoi donc n'obtiendrait-on pas les mêmes résultats heureux par l'eau minérale cuivreuse? Il nous semble qu'il y a une étude intéressante à faire sur ce point, et peut-être nous livrerons-nous nous-même à quelques expériences, si nos occupations nous le permettent. Dans tous les cas, nous signalons le fait en appelant sur ce sujet l'attention de nos confrères, de ceux qui s'occupent d'hydrologie minérale et tout particulièrement des médecins consultants de Balaruc et de Saint-Christau.

OBSERVATIONS

Observations du Dr Gaffié, de Valence.

I. — Mlle A., du Dourn, canton de Valence, atteinte de *pemphigus bulleux* successif. Cette fille était traitée à Troyes, où elle se trouvait en condition. Tous les traitements employés n'amènent aucune amélioration. Le médecin traitant l'envoie prendre l'air du pays, suivant son expression. Elle vient nous consulter à Valence ; nous l'adressons à Trébas, où nous la voyons plusieurs fois. Son état s'améliore progressivement. La saison est un peu avancée, elle ne peut rester à l'établissement qu'une vingtaine de jours environ. Elle part néanmoins dans un état d'amélioration très notable. Nous sommes convaincu que la nouvelle cure qu'elle se propose de faire cette année amènera une guérison complète.

II. — Mme X., de Carmaux, est adressée par nous à Trébas pour un *eczéma* de la face qui couvre tout le visage et qui a gagné les muqueuses des lèvres et des paupières. Cette affection, localisée d'abord à un seul côté, s'était étendue à toute la face. Après avoir passé vingt-cinq jours à Trébas, prenant deux bains par jour, elle repart guérie. Il ne reste plus que quelques plaques rouge foncé ; les petites vésicules et les ulcérations ont complètement disparu.

III. — Fr., de Courris, canton de Valence. *Ulcères* et *eczéma variqueux* aux deux jambes. Après un mois et demi de traitement à Trébas, les ulcères sont guéris, les croûtes tombées. Il ne reste plus qu'une coloration rouge foncé.

Observations du Dr Roques, de Trébas.

IV. — P. Th., du canton de Villefranche, porteur d'un *eczéma variqueux* à la troisième période. Cet eczéma était survenu à la suite d'une plaie provoquée par un coup remontant au mois de septembre 1890. Ce coup, reçu sur la partie inférieure de la jambe gauche, avait donné naissance à un petit ulcère et c'est autour de celui-ci que l'eczéma s'était développé, agrandi et étendu, au mois de juillet 1891, sur toute la partie inférieure de la jambe jusqu'au genou.

Cet eczéma se présentait avec tous les caractères de l'eczéma à sa troisième période, et offrait par suite à la guérison d'autant plus de difficultés que l'affection était plus ancienne et plus avancée dans son évolution. Néanmoins, après 13 bains, il y avait une amélioration très sensible et l'on aurait pu compter sur une guérison complète si la saison avait été bien suivie et prolongée comme elle doit l'être avec une affection aussi tenace que l'eczéma ancien.

V. — B., du canton de Valence, 50 ans, constitution bonne. *Rhumatisme chronique* datant de 4 ou 5 ans et attaquant toutes les articulations. Les douleurs se sont présentées avec le caractère erratique sans enflure, ni changement de couleur des articulations.

Amélioration très notable après 15 bains.

VI. — A., du canton de Valence. — Bon tempérament. 40 ans. Pas d'antécédents héréditaires. *Eczéma* à la première période, datant d'un mois environ, ayant atteint les deux avant-bras et les parties inférieures des deux jambes jusqu'aux genoux. Après 3 ou 4 bains, amélioration sensible. Au 13e bain les vésicules ont disparu ; il reste à leur place quelques pellicules qui se détachent avec la plus grande facilité mettant à nu une peau à peu près saine.

VII. — M. le Dr C., de Carmaux, envoie tous les ans, depuis plus de vingt ans, des clients à Trébas, soit pour des *douleurs rhumatismales*, soit pour des *affections cutanées*.

VIII. — M. le Dr Revellat, de Carmaux, écrit qu'il considère les eaux de Trébas comme très utiles dans le traitement des *affections eczémateuses*. Il reconnaît en outre qu'elles produisent de bons effets dans certains cas de *rhumatisme léger*, affectant surtout le *système nerveux*, dans quelques *affections utérines*, notamment le *catarrhe du col*.

Observations personnelles.

IX. — Mme F., âgée de 59 ans, tempérament lymphatico-nerveux, constitution bonne. *Pityriasis* des deux côtés de la face et du cuir chevelu remontant à 3 ans. Cure de 24 jours à Trébas, en 1891. Un bain tous les jours et lavage soir et matin, avec le liquide minéral, de la partie atteinte. A l'intérieur, deux verres d'eau, source no 2. Mme F. quitte l'établissement dans un état d'amélioration très notable. Elle doit s'y rendre de nouveau cette année pour y faire une médication analogue à la précédente, qui aura pour résultat, nous l'espérons, une guérison définitive.

X. — Mme H. C., d'Albi, 56 ans, tempérament lymphatico-nerveux, constitution délicate. *Psoriasis rubra* localisé aux oreilles et au cuir chevelu, accompagné de démangeaisons, datant de 3 ans. Cure de

25 jours qui amène une amélioration très satisfaisante. Nous avons plusieurs fois revu la malade, qui a pris cet hiver l'arséniate de soude et un sp. iodé. Nous l'adressons de nouveau cette année à Trébas, et nous espérons qu'une nouvelle médication hydro-minérale se rendra maîtresse de l'affection en voie de guérison.

XI. — M. l'abbé R., canton de Réalmont. — *Arthritisme. Douleurs lombaires. Douleurs rhumatoïdes très invétérées.* Quand le malade nous consulta il y a 3 ans, son état était tel qu'il lui permettait à peine de remplir son ministère. Nous lui faisons suivre un premier traitement et nous l'envoyons à Trébas au mois de juillet 1890. Le mieux se manifeste immédiatement, et M. R., après 25 bains et autant de douches, se dit complètement guéri. Sur notre conseil, il a fait l'année dernière une deuxième cure, quelques légères atteintes s'étant manifestées au mois de mars. La santé de ce malade est aujourd'hui excellente.

XII. — Mme Rieu..., d'Albi, 50 ans, *dartre squameuse* du genou gauche, affection pour laquelle elle dit avoir employé une infinité de remèdes sans grand succès. Une saison de 18 jours modifie d'une manière heureuse cette maladie si invétérée et jusque-là si rebelle aux moyens de traitement.

Relevé de quelques observations recueillies par les DDrs Pujol, Delbosc et Lafon.

XIII. — S. F., *Douleurs rhumatismales.* Guérison.

XIV. — J. F., *Rhumatisme chronique.* Guérison.

XV. — X., religieuse, 28 ans. *Affection dartreuse générale* inutilement combattue pendant 4 ans. Cure à Trébas, d'où elle repart entièrement guérie après un mois de séjour ; 6 à 8 verres par jour et 24 bains.

XVI. — Marguerite S..., *Douleurs rhumatismales* nécessitant l'emploi de béquilles. Au bout de 9 jours, marche avec facilité. A la fin de son traitement, la douleur ne se fait plus sentir qu'aux genoux.

XVII. — S., 55 ans. — Depuis 7 ans, *douleur au bras et à la cuisse* du côté droit avec engourdissement des extrémités et enflure à la main droite. Au bout de 15 jours, elle n'éprouva plus aucune douleur.

XVIII. — Marie R., 66 ans. — Depuis 15 ans, *douleurs constantes aux reins*, principalement du côté gauche. Ne peut se mettre à genoux. Au bout d'un mois, guérison.

XIX. — M. P., de Castres, ecclésiastique, est effecté de *surdité* provenant d'une *métastase rhumatismale.* Un médecin très recommandable lui conseille l'usage des eaux minérales de Trébas, *employées en injections dans l'oreille* et en bains. Cette prescription est ponctuellement exécutée au grand avantage du malade.

XX. — M. Ap., d'Albi. — *Douleurs rhumatismales goutteuses;* ne marche qu'avec un appui. Fait plusieurs cures dans les Pyrénées ; pas d'amélioration. Vient à Trébas et ne trouve d'amendement à ses souffrances que dans l'usage de ses eaux.

XXI. — Mme de B., 25 ans, constitution délicate. — *Métrite.* — 25 bains, guérison.

XXII. — Rose P., de Pomardelle, 40 ans. — *Gastrite* et *gastralgie*. Amélioration.

XXIII à XXVIII. — D., de Réquista, 60 ans ; Anne C., de Brassac ; Guir. Jean, d'Albi ; Aviz., 27 ans, de Carmaux ; M. F., de Villefranche ; Marie R., d'Albi, 30 ans ; *rhumatismes chroniques*. Guérison chez les uns, notable amélioration chez les autres.

XXIX. — P., de Gonayrac, atteint de *sciatique*. 20 bains et usage de l'eau minérale en boisson. Guérison.

XXX à XXXVI. — B., de Viane (Lacaune) ; D., de Labastide-Gabausse ; E., de Saint-Sernin (Aveyron) ; J. C., du Cantal ; Fr. M. et Gir., de Réquista ; Malev., de Saint-Affrique : *ulcères simples* et *variqueux*. Amélioration ou guérison avec un traitement de 20 à 25 jours.

XXXVII. — B., de Montredon ; *prurigo ancien*. Bains et eau en boisson ; guérison.

XXXVIII à XLI. — Louis V., *herpès* ; Pr., de Villefranche, *dartre pustuleuse* ; M. M., de Coupiac, *affection dartreuse à la jambe* ; F., de la Sigaudié, *ulcères* ; améliorations notables ou guérisons.

XLII. — M. l'abbé Ch., d'Albi, atteint de *goutte*, s'est rendu durant plusieurs années à Trébas, où il trouvait à chaque saison un très grand soulagement.

XLIII. — Le Dr H. Seguin certifie à la date du 27 mai 1850 avoir envoyé à Trébas un grand nombre de malades atteints d'*affections cutanées*, *chlorose*, *rhumatismes chroniques*, *dyspepsies*, et que généralement l'usage de ces eaux soit en bains, soit à l'intérieur, a procuré la guérison ou une amélioration notable. Il constate que quelques-uns des individus atteints de maladies de la peau ayant parcouru leur période d'acuité, ont retiré un bien plus grand avantage des eaux de Trébas que de celles des Pyrénées, où ils s'étaient rendus quelquefois pendant 2 ou 3 années de suite. Mais il ajoute, avec raison, qu'elles sont contraires aux personnes irritables ou atteintes de phlegmasies aiguës, à moins d'apporter une excessive prudence dans leur administration.

Albi, Imprimerie H. Amalric, rue de l'Hôtel-de-Ville, 14. — 1892 — 726

www.ingramcontent.com/pod-product-compliance
Lightning Source LLC
LaVergne TN
LVHW012017170826
845678LV00004BA/1520

* 9 7 8 2 3 2 9 6 1 5 7 7 6 *